Г. $\frac{19}{173}$.

INFLUENCE
DU MÉDECIN
SUR
LE PHYSIQUE PAR LE MORAL.

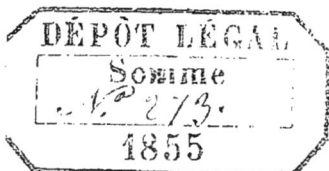

Mémoire lu à l'Académie d'Amiens,

Le 10 Novembre 1855,

PAR M. LE DOCTEUR FOLLET.

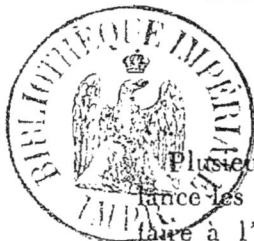

MESSIEURS,

Plusieurs fois vous avez accueilli avec bienveil-
lance les communications que j'ai eu l'honneur de
faire à l'Académie sur divers moyens physiques de
combattre les maladies. Je me hasarde aujourd'hui
à venir vous exposer des considérations d'un ordre
plus élevé; je viens essayer de vous montrer la puissance que le médecin peut emprunter aux influences
morales pour agir sur le physique de l'homme, et je
vous demande la permission d'entrer en matière par
un point de l'histoire des temps anciens qui me paraît
servir merveilleusement d'introduction au sujet d'é-
tudes que je désire soumettre à vos intelligentes et,
j'ose l'espérer, à vos bienveillantes appréciations.

C'était vers le milieu du Ve siècle. Comme
un ouragan qu'une révolution soudaine de l'atmos-
phère soulève, un guerrier farouche, s'appelant lui-
même le fléau de Dieu, avait conquis, c'est-à-dire
détruit, je ne sais combien de villes et de provinces

d'Italie. N'ayant jamais rencontré de force supé-
rieure à la sienne pour lui dire : arrête, tu ne peux
pas, le barbare se trouva un jour en présence d'un
être qui lui parut surhumain et qui lui cria : arrête,
tu ne dois pas. Irrité d'abord, mais bientôt subjugué
par l'ascendant que donne toujours une grande vertu
quand elle s'unit à un grand caractère, l'homme
d'estoc et de taille veut bien se mesurer avec le nouvel adversaire qui se présente. Mais à peine s'est-il
trouvé un instant sous le feu de son regard qu'il se
trouble et pâlit. Attila s'est aperçu qu'il y a une
arme plus longue que sa lance, c'est le droit ; une
arme plus fortement trempée que la lame de son
épée, c'est la parole mise au service du droit. C'en
est fait, le fléau de Dieu se reconnaît vaincu ;
l'homme, j'allais dire, l'aveugle élément recule : tu
commandes aux âmes, s'écrie-t-il à Léon, et je n'ai
sous ma puissance que les corps.

Si nous portons nos investigations dans les plus
hautes sphères où s'agitent les grands intérêts de la
Société, nous voyons que Dieu a fait deux parts du
haut domaine qu'il exerce sur les choses d'ici-bas :
aux successeurs de Léon il a donné des âmes, aux
autres il a laissé les corps et l'empire du monde
matériel. Dans la pensée divine ces deux grandes
autorités doivent monter au ciel comme deux lignes
qui se rapprochent sans pouvoir se perdre l'une
dans l'autre. Si elles viennent à se confondre, alors
une perturbation générale se fait sentir, les éléments
des deux pouvoirs entrant en lutte, comme deux
gaz formidables qui ne peuvent se combiner qu'en
faisant explosion et portant autour d'eux la destruction et la mort.

Mais ce partage dans le gouvernement des âmes et

celui des corps dont nous venons de parler sous toutes
réserves, la science médicale doit-elle l'accepter
comme le fait la puissance civile? Admettons-le pour
un instant et laissez-moi admirer, avant de revenir
sur mes pas, la grandeur du rôle qui nous est échu.
Oui, à nous d'abord le corps, à nous la vie matérielle
et sensible! Mais n'est-ce donc rien que ce corps,
admirable machine qui porte écrit sur chacun de ses
rouages le nom du divin ouvrier? N'est-ce donc rien
que cette vie matérielle allumée en nous par le souffle
de Dieu? Sans doute le corps n'est pas la partie la
plus noble de nous, mais c'est une partie essentielle.
Or, c'est à la science médicale que cette moitié de
notre être a été confiée et, disons-le hautement, elle
remplit dignement cette partie de sa mission. Si elle
n'a pas dérobé le feu du ciel pour animer des ca-
davres, que de fois du moins quand elle a trouvé,
brillante encore, une légère étincelle de la vie qu'il a
plu au créateur de déposer dans l'homme, que de
fois, dis-je, ne l'a-t-elle pas ranimé de son souffle,
entretenu de son activité et de son dévouement.
Ainsi, même en acceptant le partage exclusif dont
nous avons parlé, le médecin sera déjà grand dans
l'humanité, et dût son empire ne s'étendre que sur
les corps, sa mission encore sera assez belle.

Mais quoi? Ne règnerions-nous, Messieurs, que
sur la matière? Tout en nous séparant ici de ce
maître fameux de la science, qui disait avec une
amère ironie, n'avoir jamais découvert une âme au
bout de son scalpel, devons-nous en proclamant
hautement l'existence de l'âme, avouer que nous n'a-
vons sur elle ni influence ni action? C'est ici, messieurs, que je veux rentrer dans toutes les réserves
que je me suis faites, c'est ici, qu'après avoir accepté

dans une certaine mesure cette maxime : à nous les corps, à un autre pouvoir les âmes, je viens réclamer ce que nous ne pouvons abandonner, sans nous abjurer nous-mêmes, sans faire descendre la science du piédestal où l'a placée l'estime de tous ceux qui réclament les secours de notre art.

Pour procéder avec ordre dans cette exploration nouvelle, établissons d'abord les rapports intimes qui existent entre la partie matérielle et la partie spirituelle de nous-mêmes.

La vie de l'homme est une et indivisible ; les distinctions que nous faisons de la vie matérielle et de la vie spirituelle, sont des procédés de notre esprit, qui nous servent à coordonner méthodiquement les phénomènes ; mais elles n'existent point en réalité avec cette séparation qu'elles semblent exprimer. En effet, d'un côté, certains agents matériels ont sur l'âme une action toute puissante, et des conditions purement organiques sont indispensables à l'exercice de ses facultés. Un peu plus ou un peu moins de sang au cerveau, et voilà le caractère changé, les goûts pervertis, les idées renversées ! Appuyez le doigt sur la pulpe cérébrale, la pensée se trouble ; appuyez un peu plus, elle s'arrête à l'instant ! Introduisez dans le sang certaines substances, de l'alcool, de l'éther, de l'opium, du haschisch, et voilà l'âme livrée aux plus effroyables désordres, aux plus bizarres hallucinations. Cette âme que Dieu a faite pour diriger l'organisme, et à laquelle il a donné le corps pour s'en servir comme d'un instrument ; cette âme, dis-je, est devenue inhabile à le maîtriser. Semblable à un cavalier désarçonné, que traîné par les pieds un cheval fougueux et indompté, l'âme est emportée par la matière à travers les ténébreuses régions de la

folie et de la bestialité ! Mystère étrange que quelques
molécules de matière aient ainsi la sacrilège puissance de créer chez l'homme le plus doux des ins-
tincts féroces et sanguinaires, d'éteindre dans l'âme la
plus chaste tout sentiment de pudeur, de faire oublier à l'homme d'honneur ses serments les plus
sacrés, de dégrader l'intelligence au point d'abaisser
l'homme de génie jusqu'au dernier échelon de l'ani-
malité, de dénaturer ainsi une âme faite à l'image de
Dieu, et d'enlever au roi de la création le plus noble
de ses privilèges: son libre arbitre ! ! !

D'un autre côté, les influences morales produisent
sur la partie matérielle de notre être des effets non
moins étonnants. Si la dépendance que, dans certains
cas, le corps fait subir à l'âme, est redoutable, la
domination que celle-ci fait sans cesse peser sur lui
n'est pas moins puissante. Si les souffrances du
corps peuvent plonger l'âme dans la douleur, le désespoir, la folie ; il y a aussi reversibilité des affections
de l'âme sur le corps pour y détruire ou y ramener
la santé. Qui n'a entendu parler des singuliers effets
produits chaque jour dans l'organisme par l'imagination ? Qu'une passion s'empare de la partie spirituelle, et l'organisme s'altère dans ses profondeurs les
plus intimes, la circulation se trouble, l'inervation
s'exalte, la nutrition languit, la vie même peut s'é-
teindre. Qui ne connaît la redoutable puissance des
émotions ? Ne sait-on pas qu'un mot, une syllabe
arrivant à l'oreille d'un homme peut le tuer comme
une lame de poignard qui perce le cœur ou un coup
de massue qui brise le cerveau ? Quel est donc cet
agent mystérieux qui peut ainsi porter le désordre
dans la matière et la mort dans nos organes avec la
rapidité de l'éclair et la puissance de la foudre ? C'est

une pensée, c'est-à-dire ce qu'il y a de plus intangible, de plus invisible, de plus immatériel. Les faits physiologiques et les faits pathologiques démontrent donc d'une manière irréfragable que, dans l'ordre actuel, l'âme et le corps font un tout indivisible et inséparable, qu'il y a une continuelle et inévitable répercussion du bien et du mal qui va du physique au moral et du moral au physique, et qu'il est par conséquent impossible de toucher à l'un sans toucher à l'autre. Le médecin qui resterait confiné dans l'étude de la partie matérielle de l'homme n'aurait donc qu'une notion incomplète de la nature des maladies et serait souvent impuissant à les combattre. Il est donc nécessairement et indispensablement appelé à étudier ces mystérieux rapports et par conséquent à pénétrer souvent dans le sanctuaire de l'âme. Permettez-moi, Messieurs, d'examiner avec vous qu'elles sont les qualités qu'il doit offrir au point de vue de cette partie la plus difficile et la plus élevée de sa mission.

La première qualité du médecin, Messieurs, c'est la science. Chez lui la bonne volonté ne suffit pas, l'intention droite ne saurait le justifier, il faut qu'il sache. Dans ces derniers temps, Messieurs, on s'est beaucoup occupé des organes, de leurs fonctions, de leurs lésions, armé du scalpel, du microscope, des réactifs chimiques, on a scruté l'organisme jusque dans ses dernières fibres, et l'on a eu raison ; car le médecin ne saurait jamais trop connaître ces admirables organes qu'il est appelé à diriger et à réparer. Oui, Messieurs, il faut que le médecin cherche avidement cette science, dans les livres, dans l'enseignement, au lit des malades, à l'amphithéâtre, partout, en un mot, où il pourra la rencontrer. Mais, Messieurs, quand il l'aura acquise, qu'il ne croie pas être arrivé au terme de ses études, car ses études doivent embrasser l'homme tout entier, et il n'en connaît encore que la moitié. Il n'a étudié que la mort, c'est la vie qu'il faut maintenant interroger, c'est la partie spirituelle, ce sont les mystérieux rapports du physique et du moral qu'il doit apprendre à connaître.

Il faut qu'il étudie les passions, leurs causes, leurs effets, leurs réactions sur l'organisme et les réactions de l'organisme sur elles. Il faut que son regard plonge au besoin, dans les profondeurs de l'âme humaine. Il faut, que nouvel Erasistrate, son expérience lui révèle l'état de l'esprit et du cœur de son malade, tandis que sa main exercée compte les pulsations de ses artères. C'est là, Messieurs, une étude longue et difficile, une étude de toute la vie et c'est bien à elle qu'on peut appliquer cette parole : *ars longa, vita brevis, experientia fallax, judicium difficile*. Si le temps me permettait de jeter avec vous un coup d'œil sur la longue série des maladies humaines, vous verriez combien est grand le nombre de celles qui peuvent prendre leur point de départ dans la partie spirituelle de notre être et quelle large place occupent les affections de l'âme dans l'étiologie. Ici ce sont des colères répétées qui poussent le sang au cerveau et provoqueront en dépit des saignées l'apoplexie, si le médecin n'a pas vu d'où vient le mal. Là, c'est une chlorose, une hystérie contre lesquelles seront impuissants le fer, le manganèse, les antispasmodiques, si l'œil du médecin ne trouve dans les secrets replis de ce jeune cœur, la cause mystérieuse du mal. Plus loin, c'est une affection de foie provoquée par une ambition inassouvie : tous les remèdes pharmaceutiques n'y peuvent rien, mais les sages et fermes conseils d'un

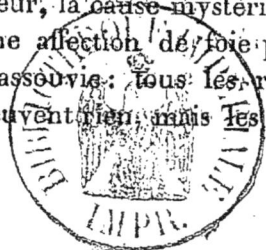

ami qui tourneront l'esprit du malade vers un autre
but d'activité , auront bien plus d'efficacité. Ailleurs
ce sont les fonctions digestives troublées par un cha-
grin sans consolation. C'est le héros mourant, sur
son rocher, d'un cancer d'estomac dont l'eût préservé
peut-être le baiser d'un fils. Voyez dans notre société
moderne toute cette classe de femmes en proie à la
surexcitation nerveuse que tout agite et inquiète. Ce
sont autant de malades des émotions du bal, du
drame et du roman , des femmes incomprises que les
sages conseils d'un médecin auraient pu arrêter dans
cette voie funeste. Vous faut-il d'autres preuves ?
Entr'ouvrez la porte d'un hôpital de fous, écoutez ce
concert discordant de plaintes, de gémissements, de
paroles incohérentes, et dites-moi si toutes les loges
de ces malheureux ne pourraient pas être étiquetées :
amour, ambition, jalousie, passion du jeu, etc., etc.

Vous le voyez, Messieurs, il est impossible de faire
un pas en médecine sans rencontrer ces rapports
intimes entre l'âme et le corps, ces nombreuses relations de causes à effet entre ces deux parties de notre
être. Le médecin qui méconnaîtrait ces relations
frapperait donc bien souvent à côté du mal , c'est-à-
dire sur le malade. Je prédis au contraire à celui qui
en fera l'objet d'une étude approfondie, les plus
merveilleux résultats. Il réalisera dans le domaine de
la thérapeutique les prodiges de la physique moderne.
L'étude des grandes forces de la nature, de l'électri-
cité par exemple , a conduit les physiciens non
seulement à trouver les moyens d'en neutraliser
l'influence, mais encore à en faire de dociles servi-
teurs. Eh bien ! l'étude des influences de l'âme sur
le corps conduira le médecin à des résultats ana-
logues. Non seulement il parviendra souvent à em-

9

pêcher le développement des maladies qui prennent leur point de départ dans les influences morales, mais encore il maîtrisera cette force et s'en servira comme d'un héroïque moyen de guérison ; car, remarquons-le, Messieurs, l'influence du moral sur le physique n'a guère encore été étudié que dans ses effets nuisibles. Eh bien! il en est de cette force comme de toutes les autres, l'étendue de son activité destructive, donne la mesure exacte de sa puissance et de son pouvoir réparateur ; une force nuisible, en effet, n'est jamais qu'une force mal appliquée. Si une violente émotion peut tuer, elle peut aussi bien guérir. Le fils de Crésus muet retrouve tout-à-coup la parole pour arrêter le bras du meurtrier qui allait tuer son père : une mère que la paralysie clouait dans son grabat, retrouve l'usage de ses jambes pour courir arracher son enfant aux flammes d'un incendie.

Vous avez assisté quelquefois, Messieurs, au théâtre, à ces changements à vue qui produisent toujours sur le spectateur un effet saisissant. C'est quelquefois une sombre caverne qui disparaît subitement pour faire place à un palais enchanté ; d'autrefois, un paysage désolé que remplace la riante verdure du printemps. Eh bien! les impressions morales produisent souvent des effets semblables. Permettez-moi de vous en citer un exemple. J'étais alors en Afrique, au camp de Tenès ; parmi les malades entrés dans mon service se trouvait un jeune conscrit breton au teint pâle, aux joues amaigries. Il n'a encore éprouvé ni fatigues, ni privations, il n'est atteint d'aucune blessure, et je cherche en vain dans ses organes le foyer du mal.... Je l'interroge, il n'accuse aucune douleur, et cependant il va mourir.... Ah ! c'est que le mal est ailleurs....

A peine ai-je prononcé le mot congé que, soudain, le sourire, la rougeur et la vie illuminent de leur éclat la figure du pauvre nostalgique : ce mot avait été le coup de sifflet du machiniste.

Que le médecin étudie donc cette force, pour s'en emparer et la mettre au service de la vie. Car il est bien certain, Messieurs, que l'action modificatrice de l'âme sur le corps n'aura pas moins de puissance pour le ramener à la santé, que pour le frapper de de destruction, et si l'impression mentale est quelquefois l'agent morbifère le plus irrésistible et le plus fatal, elle deviendra dans les mains du médecin qui saura s'en servir un puissant agent de guérison, la première et la dernière ressource de la thérapeutique.

Une deuxième qualité que doit posséder le médecin, c'est, Messieurs, la discrétion. Il semble que nous allons nous trouver en contradition avec nous-même. Nous disions que le médecin doit chercher à sonder, dans l'intérieur du malade, la plaie cachée au fond de son âme, et nous venons établir maintenant, qu'il doit se tenir toujours dans une grande réserve et dans une sage prudence ; comment concilier ces deux choses ? Le voici. Le médecin doit entrer dans le sanctuaire de l'âme, cela est vrai ; mais il ne faut pas qu'il en brise les portes ; toute son habileté consiste à se les faire ouvrir sans même qu'il paraisse le demander. Que sa vie soit digne, son caractère honorable, sa réputation intacte, que tout soupçon de légèreté, de curiosité, d'indiscrétion, ne soit pas même possible ! Que le malade sache bien que si le médecin désire connaître ce qu'il ne veut pas révéler à un ami, à une mère, son unique but est de lui être utile.

Mais pour arriver à obtenir la confiance, que de précautions à prendre ! Souvent un malade saura gré au médecin de l'avoir deviné, de lui avoir épargné un aveu.... D'autres fois, au contraire, si le médecin a voulu entrer trop brusquement et sans précautions, dans la confiance du malade, celui-ci se trouvera blessé et choqué de ce qu'il prendra pour de là présomption. Si le médecin est habile, homme du monde, esprit délicat et fin, il saura bientôt la nature du terrain sur lequel il marche, il se ménagera une porte d'honneur pour son malade, et une autre pour lui, afin de sortir sans éclat d'un passage difficile.

J'arrive enfin, Messieurs, à la troisième qualité du médecin. Un maître célèbre dans l'art sublime mais difficile de la parole, a prononcé un mot aussi beau que profond, un mot que je ne crains pas de détourner de son sens primitif pour l'appliquer au sujet qui nous occupe. C'est le cœur, a dit Cicéron, qui fait l'orateur : *pectus est quod dissertos facit.* Je ne voudrais pas affirmer que le cœur seul peut faire le médecin et le chirurgien, je me contenterai d'avancer, qu'après la science et l'habileté, le cœur me paraît devoir compléter le médecin savant et le chirurgien expérimenté. Lorsqu'après de longues années passées dans l'exercice de notre pénible, mais noble profession, nous remontons le cours de notre carrière pour nous reporter à son début, nous sommes tout étonnés, Messieurs, de voir, pour ainsi dire, en nous deux hommes d'aspect et de caractère différents. À l'âge où l'âme encore novice dans la science douloureuse de la vie, n'a rien perdu de sa sensibilité et de sa puissance d'imagination, ce ne fût qu'avec une sorte de trouble et de profonde émotion, que nous abor-

dâmes le lit du malade, ce silencieux champ de bataille où la vie et la mort se livrent de si terribles
combats. La première goutte de sang que nos yeux
virent couler, la première plaie béante dont nous
fûmes appeler à sonder la profondeur, nous re-
mua si fortement les entrailles que, jetant loin de
nous l'instrument redoutable qui tranche ou qui
brûle, mais qui ne tranche ou ne brûle que pour
guérir et sauver, nous nous écriâmes peut-être : non,
je n'aurai jamais ce courage. Insensiblement la
raison, la nécessité, l'énergie de la volonté surtout,
commandant au sentiment, nous fit ramasser ce que
nous avions, dans un premier moment, laissé échap-
per de nos mains timides et tremblantes. A un premier essai succéda une tentative plus hardie ; bientôt
les encouragements de nos maîtres, l'exemple de nos
camarades, la joie d'un premier succès peut-être,
l'habitude surtout, cette seconde nature, modifièrent
complètement notre première impressionabilité. Nous
nous habituâmes aux cris et au sang au point de ne
plus voir le sang, de ne plus entendre les cris.
Cette insensibilité pendant les opérations ou le traite-
ment fut un progrès, Messieurs, un progrès réel ; car,
pour le bien du malade lui-même, il faut que la main
qui opère soit aussi ferme que l'œil qui observe est
sûr. La sensibilité pourrait donc devenir un obstacle
à la réussite de nos travaux. Est-ce à dire cependant
que pouvant être préjudiciable quelquefois, elle doive
être bannie toujours ? Gardez-vous de le croire. Une
opération chirurgicale, c'est, Messieurs, une bataille
contre la maladie. Voyez à l'œuvre nos héroïques sol-
dats de Crimée : tant que dure le combat, ils frappent
impitoyablement tout ce qui leur fait obstacle, se bai-
gnant dans le sang et s'enivrant de l'odeur de la

poudre ; mais à peine le clairon a-t-il sonné la vic-
toire, qu'ils deviennent d'autres hommes ; ils courent
sur le champ de bataille ramasser leurs ennemis
blessés, pour les emporter sur leurs épaules à l'am-
bulance où leur seront prodigués les soins les plus
affectueux. Le chirurgien, quand son arme est rentrée
dans le fourreau, éprouve une semblable transforma-
tion. L'homme qui tout-à-l'heure, impassible, pro-
menait à travers des chairs palpitantes son sanglant
instrument, est redevenu ce qu'il était avant l'opération : sensible et affectueux. C'est ici, Messieurs, que je
vous demanderai la permission de placer avec justesse
cette axiôme nouveau appliqué à notre art : *pectus
est quod medicos facit.* Nous sommes habitués à voir
souffrir, ce qui est le rôle le plus facile ; mais ce
pauvre patient, avant de se livrer entre nos mains,
hésitera parce qu'il n'est pas habitué, lui, à souffrir.
Souvent son imagination malade lui exagèrera la
somme de douleurs qu'il devra supporter, la force
morale lui fera défaut, il s'abandonnera à une pros-
tration qui aura sa réaction funeste et peut-être
mortelle. Qu'un maître de la science se présente
soudainement au lit de ce malade, que son extérieur
soit austère, sa voix rude et brève, son geste impé-
rieux ; qu'avare de son temps, du reste précieux,
il fasse sentir qu'une décision prompte doit être adop-
tée sans discussion et sans répit, je dirai que l'acier
est moins redoutable que cet homme, et que pour le
malade le moment le plus pénible n'est pas celui où
il se voit mutilé et sanglant. Grâce à une récente
découverte, nous pouvons maintenant, Messieurs,
porter le fer et le feu à travers les tissus rendus in-
sensibles ; mais quelque précieuse que soit cette inno-
vation introduite dans la science, nous n'avons pas

fait disparaître du monde toute douleur, et il en est
hélas! que nos agents physiques ne peuvent atteindre ; que la parole affectueuse et bienveillante du
médecin se répande alors, comme un baume salutaire,
sur l'âme endolorie du malade et elle s'endormira d'un
sommeil bienfaisant, sous la douce influence de celui
qui pourra dire alors en toute vérité avec le poète :
rien de ce qui touche à l'humanité ne m'est étranger.

Considérée sous cet aspect, elle est bien noble,
Messieurs, notre profession ; nous ne sommes pas
seulement les bienfaiteurs, nous devenons les consolateurs de l'humanité souffrante. Après une nuit
d'agitations, d'angoisses, le malade attend avec impatience la visite qui le soulage souvent et l'encourage
toujours. Il soupire après l'espérance : c'est en effet
quelque chose de si doux, que ce dernier bien laissé
à l'homme après la perte de tous les autres ! Que de
fois, Messieurs, je me suis arrêté devant ce tableau
qui me paraît toujours plus saisissant de grâce et de
vérité. Le peintre représente un intérieur de famille :
d'un côté sont les grands parents qui s'entretiennent à
voix basse, de l'autre un père, une mère livrés au
désespoir, au milieu d'eux une jeune fille, les yeux
éteints, la paleur au front, la mort presque sur les
lèvres ; tout-à-coup une porte s'ouvre, un jeune
homme, depuis longtemps absent, apparaît. Avec lui
revient le bonheur, et avec le bonheur, la vie. Ce
jeune homme, Messieurs, c'est l'espérance ; ouvrez-
lui la porte, et bien des cœurs flétris renaîtront pour
ainsi dire sous l'influence magique de sa vertu. Eh
bien ! pour le malade, le médecin c'est l'espérance,
l'espérance vivante, l'espérance personnifiée que
l'homme dévoré par le mal voit et entend. Raconter
ses douleurs, c'est déjà un soulagement à sa souf-

france (et chacun sait combien les malades savent
user de ce remède).Recevoir une bonne parole, c'est
plus efficace souvent que l'essai d'un remède nouveau ;
car la bonne parole ne manque jamais son effet sur
l'âme, et nous avons montré la reversibilité de l'état
de l'âme sur celui du corps. Mais cette bonne parole,
où la trouver, Messieurs? D'où doit-elle monter?
Elle se trouve dans le cœur, et c'est du cœur quelle
se répand sur les lèvres : *Pectus est quod medicos
facit*

Ce n'est pas seulement sur les malades que rayon-
nera la douce influence des qualités que nous venons
d'énumérer chez le médecin , ce sera aussi sur la
famille et la société. Sa science, sa discrétion, la
bonté de son cœur lui auront acquis bien vite la confiance , l'estime et l'affection de ceux qui le consul-
tent. Ce ne sera plus pour eux l'homme à qui l'on
achète la santé à prix d'argent ; non, ce sera l'ami
auquel on ne craint pas d'ouvrir son cœur tout entier,
qui a sa place au foyer de la famille comme au lit du
malade, qui a voix délibérative au conseil de famille
dans toutes les graves questions qui ont un côté mé-
dical si important, et cependant si généralement né-
gligé. Qu'il s'agisse , par exemple, d'équilibrer le
développement physique et le développement intel-
lectuel, de surveiller l'évolution de l'organisme pour
lui faire prendre une direction normale, d'apprécier
les convenances, les aptitudes physiologiques et tant
d'autres circonstances d'où dépendent le bonheur, la
sécurité, et quelquefois même l'existence des familles,
personne ne peut nier que la science et l'expérience
du médecin sont indispensables.

C'est ainsi, Messieurs, que s'établissent ces rapports, où pour mieux dire ces honorables amitiés qui

relèvent notre utile profession , en la plaçant au-dessus de ce mercantilisme moderne qui menace, hélas, de tout envahir ; douces relations dont le dévouement d'une part et la reconnaissance de l'autre forment la base , et qui font oublier au médecin les labeurs et les amertunes de son art.

Quel exemple plus frappant pourrais-je citer en terminant ce travail que celui si connu d'Alexandre-le-Grand. Une maladie grave, mortelle peut-être, l'avait atteint. Pour le tirer de ce danger son médecin prépare un breuvage qui doit opérer une révolution heureuse et soudaine ; mais la jalousie, l'envie, l'intérêt, l'ignorance peut-être, toutes les vilaines passions qui, depuis que le monde existe, se remuent dans les bas-fonds de la conscience humaine, ont cherché à perdre le médecin dans l'esprit de l'auguste malade ; mais Alexandre ne porte pas en vain le nom de grand : tenant d'une main la lettre accusatrice, il prend de l'autre le breuvage que son médecin lui présente, et tandis que celui-ci lit l'accusation, il avale d'un trait le prétendu poison. Calme et souriant, le médecin répond à Alexandre : « O mon roi ! ta guérison sera ma justification. »

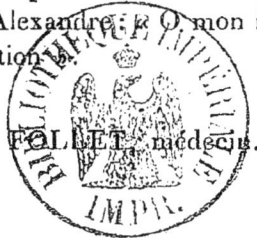

FOLLET, médecin.

Amiens. — Typographie d'ALFRED CARON.

www.ingramcontent.com/pod-product-compliance
Lightning Source LLC
Chambersburg PA
CBHW050405210326
41520CB00020B/6462